BEI GRIN MACHT SICH IHR WISSEN BEZAHLT

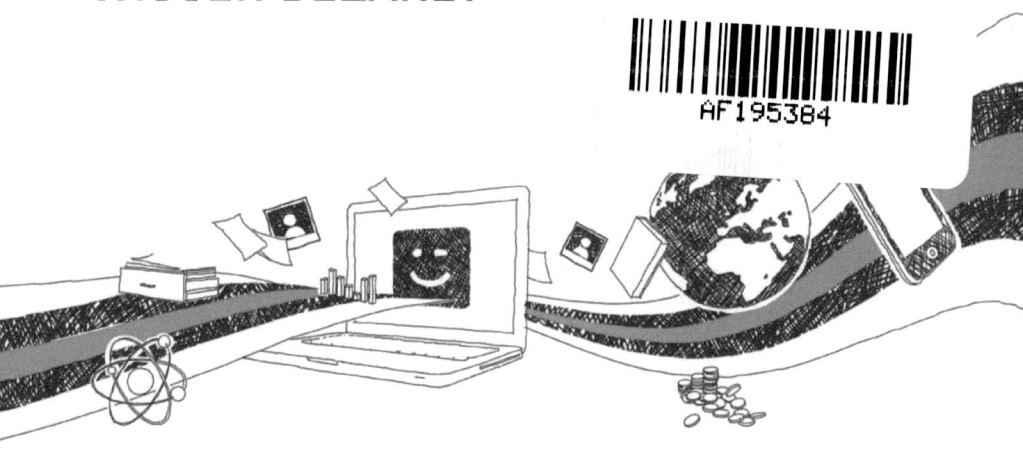

- Wir veröffentlichen Ihre Hausarbeit, Bachelor- und Masterarbeit

- Ihr eigenes eBook und Buch - weltweit in allen wichtigen Shops

- Verdienen Sie an jedem Verkauf

Jetzt bei www.GRIN.com hochladen und kostenlos publizieren

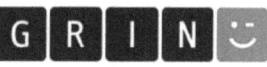

Lars Oelschläger

Medizintourismus nach Deutschland

Chancen und Risiken für deutsche Krankenhäuser

GRIN Verlag

Bibliografische Information der Deutschen Nationalbibliothek:

Die Deutsche Bibliothek verzeichnet diese Publikation in der Deutschen National-bibliografie; detaillierte bibliografische Daten sind im Internet über http://dnb.d-nb.de/ abrufbar.

Dieses Werk sowie alle darin enthaltenen einzelnen Beiträge und Abbildungen sind urheberrechtlich geschützt. Jede Verwertung, die nicht ausdrücklich vom Urheberrechtsschutz zugelassen ist, bedarf der vorherigen Zustimmung des Verla-ges. Das gilt insbesondere für Vervielfältigungen, Bearbeitungen, Übersetzungen, Mikroverfilmungen, Auswertungen durch Datenbanken und für die Einspeicherung und Verarbeitung in elektronische Systeme. Alle Rechte, auch die des auszugsweisen Nachdrucks, der fotomechanischen Wiedergabe (einschließlich Mikrokopie) sowie der Auswertung durch Datenbanken oder ähnliche Einrichtungen, vorbehalten.

Impressum:

Copyright © 2005 GRIN Verlag GmbH
Druck und Bindung: Books on Demand GmbH, Norderstedt Germany
ISBN: 978-3-656-11667-7

Dieses Buch bei GRIN:

http://www.grin.com/de/e-book/187914/medizintourismus-nach-deutschland

GRIN - Your knowledge has value

Der GRIN Verlag publiziert seit 1998 wissenschaftliche Arbeiten von Studenten, Hochschullehrern und anderen Akademikern als eBook und gedrucktes Buch. Die Verlagswebsite www.grin.com ist die ideale Plattform zur Veröffentlichung von Hausarbeiten, Abschlussarbeiten, wissenschaftlichen Aufsätzen, Dissertationen und Fachbüchern.

Besuchen Sie uns im Internet:

http://www.grin.com/

http://www.facebook.com/grincom

http://www.twitter.com/grin_com

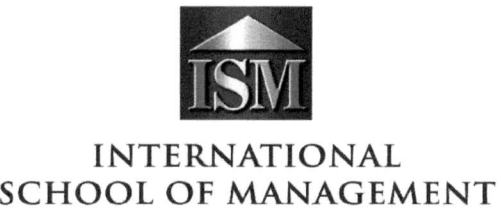

INTERNATIONAL SCHOOL OF MANAGEMENT

Studiengang Tourismus-, Event- und Hospitalitymanagement

Medizintourismus nach Deutschland
- Chancen und Risiken für deutsche Krankenhäuser -

Hausarbeit im Fach Health Care Management

Dortmund, Juni 2005

Erstellt von: Lars Oelschläger

Inhaltsverzeichnis

1. Einleitung 3
1.1 Abgrenzung und Zielsetzung der Arbeit 3
1.2 Vorgehensweise 4
2. Beweggründe für Medizintourismus nach Deutschland 5
2.1. Subjektive Aspekte 5
2.2 Objektive Faktoren für Medizintourismus 7
2.2.1 Anlässe 7
2.2.2 Nachfrage als Funktion von Qualität und Preis 9
2.2.3 Finanzierungsfragen 11
3. Patiententourismus als Chance für deutsche Krankenhäuser 13
3.1 Wirtschaftliche Ziele von Krankenhäusern 13
3.2 Allgemeine Anforderungen an das Leistungsangebot 14
3.3 Spezielle Anforderungen an das Leistungsangebot 15
4. Risiken für Krankenhäuser aus dem Medizintourismus 18
4.1 Risiken aus der Nachfrage 18
4.2 Risiken aus dem Angebot 19
5. Schlussbemerkungen 20
Literaturverzeichnis 22

1. Einleitung

1.1 Abgrenzung und Zielsetzung der Arbeit

Von den vielen Facetten, die das Thema Gesundheitswesen hat, geriet die ökonomische in dem Augenblick stärker ins Visier von Politik und Wissenschaft in Deutschland als die Gesundheitsausgaben absolut und relativ, am Bruttoinlandsprodukt gemessen, einen erheblichen Umfang angenommen hatten und die sozialen Sicherungssysteme, die mit abhängiger Beschäftigung eng verknüpft sind, mit zunehmendem beschäftigungsunabhängigem Wachstum in Mittelknappheit gerieten[1].

Wissenschaftliche Arbeiten zur Verbesserung von Effektivität und Effizienz, insbesondere im Krankenhaus, entstanden[2], Qualitätsmanagement wurde gesetzlich verordnet[3] und an wirtschaftswissenschaftlichen Fakultäten und Fachbereichen entstanden Studiengänge wie Medizinmanagement. Vorschläge für ein Krankenhaus bzw. eine Klinik der Zukunft wurden entwickelt[4].

Krankenhäuser gerieten, wie andere Wirtschaftsbetriebe längst, in die Notwendigkeit miteinander zu konkurrieren, was zu einer Auslese und zu einem Konzentrationsprozess führte[5]. Um hier bestehen zu können, waren und sind eine Reihe von Anpassungen nötig, etwa der Einsatz neuer Technologien, die Flexibilität der Mitarbeiter und die Einstellung auf die Änderung der Patientenstruktur[6]; und in diesem Zusammenhang gilt sicher auch Medizintourismus, auf den sich die Krankenhäuser einstellen können, als eine Chance für eine gute Auslastung, für

---

[1] Kerres, Martin , Lohmann, Heinz: Der Gesundheitssektor: Chance zur Erneuerung, Vom regulierten Krankenhaus
    zum wettbewerbsfähigen Gesundheitszentrum, Wien: Ueberreuter, 2000, S. 17
[2] Vgl. Gorschlüter, Petra: Das Krankenhaus der Zukunft, Integriertes Qualitätsmanagement zur Verbesserung von
    Effektivität und Effizienz, 2.Auflage, Stuttgart: W. Kohlhammer, 2001
[3] Vgl. Gorschlüter, Petra, a.a.O., S. 10
[4] Vgl. Gorschlüter, Petra, a.a.O.
[5] „Es gibt Spekulationen beim Klinikabbau zwischen 15 und 40% (Arthur Anderson-Studie) und 70%" Nach
    Einschätzung der Deutschen Krankenhausgesellschaft „steht zu befürchten, dass in den nächsten 10 Jahren von den
    2240 Krankenhäusern in Deutschland mehr als 330 Kliniken schließen müssen.
    MediXtra, Gesundheitsreform 2004 Deutschland - Patient Krankenhaus in Lebensgefahr [online], 08.04.2004
[6] Vgl. Kerres, Martin , Lohmann, Heinz, a.a.O., S. 21 ff.

kostengünstiges Wirtschaften und Gewinnerzielung[7]. Damit ist das Thema erreicht, mit dem sich diese Arbeit beschäftigen wird: „Medizintourismus".

Medizintourismus aber ist ein weites Feld. Dazu gehört sicher auch, dass sich Deutsche im Ausland behandeln lassen; oder wie es in der englischsprachigen Literatur verstanden wird, dass Ärzte ins Ausland gehen, um Patienten zu behandeln. Beides wird bereits in der Themenstellung ausgeschlossen. Ebenfalls ausgeschlossen wird Gesundheits- bzw. Medizintourismus, der aus dem Motiv einer eher freizeitorientierten Gesundheitsvorsorge in einer Wellnesseinrichtung entsteht.

Diese einführenden Worte sollen klären, dass es hier auch nicht vorwiegend um Patienten geht, die sich gelegentlich ihres touristischen Aufenthalts in Deutschland nebenbei medizinisch versorgen lassen In dieser Arbeit soll vor allem untersucht werden, welche Chancen ein Import von Patienten , die (in erster Linie) aus Gründen medizinischer Diagnose und Therapie einreisen, für deutsche Krankenhäuser böte, um ihre ökonomische Lage zu verbessern und was die Krankenhäuser zu beachten hätten, um die Risiken eines Misserfolges gering zu halten.

1.2 Vorgehensweise

Nach der Hinführung zum Thema soll dann zunächst untersucht werden, welche Faktoren die Nachfrage nach medizinischen Leistungen in Deutschland bestimmen. Die Analyse wird in subjektive und objektive Aspekte der Beweggründe für eine Behandlung im Ausland gegliedert; sie wird etwas ausführlicher ausfallen; denn sie bietet viele Hinweise auf die Erfolgsfaktoren bzw. Anforderungen an das Leistungsangebot von Krankenhäusern, die Patienten aus dem Ausland akquirieren möchten.

Der zweite Hauptteil befasst sich speziell mit der Frage, inwieweit Patiententourismus Chancen für deutsche Krankenhäuser bieten könnte und welchen Anforderungen diese genügen sollten, um sich bietende Chancen wahrzunehmen ihre ökonomische Situation zu verbessern.

---

[7] Vgl. Gesundheitswirtschaft.Info , „Deutsche Kliniken entdecken Patienten aus dem Ausland" [online], 28.10.2004

Anschließend werden wesentlich kürzer die Risiken behandelt, die sich aus dem Patientenimport für deutsche Krankenhäuser ergeben könnten. Eine Schlussbetrachtung fasst dann noch wesentliche Argumente der Arbeit zusammen.

2. Beweggründe für Medizintourismus nach Deutschland

2.1. Subjektive Aspekte

Soll das Werben um ausländische Patienten Erfolg haben, müssen nicht nur die objektiven Bedingungen stimmen, wie z.b. das speziell zugeschnittene medizinische Leistungsangebot; auch den subjektiven Faktoren ist Rechnung zu tragen. Krankenhäuser müssen sich dessen bewusst sein und es in ihrem Angebotspaket berücksichtigen. Schon für Inländer gilt: „Die Ansprüche der Patienten erstrecken aber längst nicht mehr nur auf medizinische Leistungen. Zusätzlich wird ein adäquater persönlicher Umgang und ein dem Lebensstandard angemessenes Umfeld (z.B. Einzelzimmer, Fernsehen, Telefon etc.) im Krankenhaus erwartet. Patienten entwickeln sich somit zu Kunden des Krankenhauses, die mit ihren individuellen Bedürfnissen und Erwartungen ernst genommen werden wollen"[8]. Dies gilt umso mehr für ausländische Patienten[9].
Eine Behandlung im Ausland kommt für viele wohl schon deshalb nicht in Frage, weil sie der fremden Sprache nicht mächtig sind und befürchten, dass sie sich nicht verständlich machen können, schon gar nicht in medizinischer Terminologie[10]. Ein Anbieter von Gesundheitsleistungen für Ausländer muss das berücksichtigen, wenn er erfolgreich sein will, indem er für sprachkundiges Ärzte- und Pflegepersonal Sorge trägt oder wenigstens für Verständigungsmöglichkeiten durch Dolmetscher sorgt[11]. Illing widmet diesem Problem einen

---

[8] Gorschlüter, Petra, a.a.O., S. 9
[9] Ein Beispiel wird in Spiegel-Online zitiert. Vgl. Salzer, Juliane, Neue Niere made in Germany [online], 20. April 2005
[10] Vgl. Otto, Jeannette, Mamma mia… Das mamma-mia-Syndrom, Medizindolmetscher erklären Ärzten, was ausländische Patienten auf dem Herzen haben [online], 2002
[11] Vgl. Schneider, Richard, „Höchstens ein Prozent lobt auch mal unsere Arbeit" – die Krankenhausdolmetscher von

eigenen Abschnitt „Interkulturelle Kommunikation" und kennzeichnet das Problem zunächst allgemein: „Die Sprach – und Verständnislosigkeit in einem fremden Land ist wohl als eine der größten psychologischen Hürden zu bezeichnen, deretwegen eine Reise gerade im gesundheitstouristischen Bereich nicht wahrgenommen wird", um dann durchaus genauer zu werden „Der gängige Fall ist, dass ausländische Gastpatienten z.B. bei der Anamnese nicht verstanden werden"[12]. Ein Gefühl der Fremdheit, oder Befürchtung von Rassismus sowie Angst vor Einsamkeit können weitere subjektive Faktoren dafür sein, dass eine Behandlung im Ausland erst gar nicht in Erwägung gezogen wird. Es gibt sicherlich Unterschiede in der Risikobereitschaft gegenüber Fremdem und die Bereitschaft zur Mobilität hängt auch von der individuellen Einstellung gegenüber dem Ausland ab. Doch muss der einzelne Anbieter das zu berücksichtigen versuchen, obschon er die allgemeinen Vorbehalte nicht allein abzubauen vermag.

Es kann davon ausgegangen werden, dass Informationen über Möglichkeiten medizinischer Versorgung im Ausland und die Inanspruchnahme von Mittlern zum Erlangen von entsprechenden Informationen wie Ärzte oder das Internet, um so eher wahrgenommen werden je höher der Ausbildungsstand und das Einkommen der potentiellen Nachfrager sind. Anbieter von medizinischen Leistungen sollten überlegen, ob und wie sie dies bei ihren Angeboten berücksichtigen wollen. Illing merkt dazu an: „Ärzte werden immer wieder als einer der ganz wichtigen Faktoren identifiziert, der Einfluss auf die Destinationsentscheidung des Patienten ausübt. Die Ärzte ihrerseits werden von Kollegen oder von Institutionen informiert. Das Marketing des Anbieters hat sich somit insbesondere an die Ärzte im Quellland zu richten."[13] Dass der individuelle Anbieter nicht alle Voraussetzungen für die Inanspruchnahme medizinischer Leistungen durch Ausländer kontrolliert – und schon gar nicht die subjektiven - ist klar; denn es gibt eben auch politische und gesellschaftliche Faktoren, die von großem Einfluss auf die Wahl des Destinationslandes sind. So wählen seit dem Anschlag vom 11. September , der

---

Hamburg-Eppendorf [online], 12.03.2002
[12] Vgl. Illing, Kai, Patientenimport und Gesundheitstourismus - Internationales Marketing für Kliniken, Kurorte und
Gesundheitsregionen, Berlin: TDC, November 2000, S. 34
[13] Illing, Kai, a.a.O.,2000, S. 87

das arabisch- US-amerikanische Verhältnis sehr belastete, arabische Patienten häufiger Deutschland als Behandlungsland[14].

Die angesprochenen subjektiven Faktoren beeinflussen ggf. in hohem Maße die rationale Wahl eines potentiellen Nachfragers, die aber weiter unterstellt wird; und für diese Wahl werden zunächst eine Reihe von Informationen über die medizinischen Leistungsanbieter und deren Leistungsangebote im Heimatland und dem potentiellen Behandlungsland benötigt. Die Qualität der Gesundheitsleistungen und die Behandlungskosten sind die wichtigsten Daten, die in eine rationale Entscheidung eingehen.[15] Sie sollten bei „objektiver" Betrachtung, d.h. beim Vergleich durch Informierte, etwa beratende Ärzte, bestehen können.

Festzuhalten aber ist, dass es letztlich auf die subjektive Einschätzung der medizinischen Leistungen hinsichtlich Effektivität von Diagnose und Therapie und ihrer Effizienz ankommt, also letztlich darauf, wie Qualität- und Preisunterschiede vom potentiellen Nachfrager wahrgenommen werden[16]. Nach dem griechischen Philosophen Epiktet bestimmen nicht Tatsachen, sondern Meinungen der Menschen über Tatsachen ihr Handeln.

2.2 Objektive Faktoren für Medizintourismus

2.2.1 Anlässe

Es gibt unterschiedliche Anlässe bzw. Gründe für eine Nachfrage medizinischer Leistungen im Ausland, die hier nur exemplarisch und nicht abschließend aufgeführt werden .

---

[14] Vgl. taz, Tourismus im Krankenhaus. Arabische Patienten zieht es zunehmend nach Deutschland und nicht mehr
    in die USA [online], 24.4.2003
[15] Vgl. Selbmann, Hans-Konrad: Qualität als Wettbewerbsfaktor auf dem internationalen Gesundheitsmarkt, in:
    Braun, Günther E., (Hrsg.):Ausländische Patienten für deutsche Krankenhäuser gewinnen. Strategien, Massnahmen, Erfahrungen, , Neuwied: Luchterhand, 2004, S.127
[16] „Mangels Vertrauen gehen Patienten auch für weniger komplizierte Behandlungen ins Ausland, so dass von der
    Rehabilitation nach Schlaganfällen über Orthopädie bis hin zur Krebsbekämpfung ein breites Leistungsspektrum
    nachgefragt wird" Salzer, Juliane, a.a.O. [online], 20. April 2005

Der Verfasser hat keine statistischen Erhebungen gefunden, die das bisherige Ausmaß ausländischer Nachfrage nach einer Behandlung in deutschen Krankenhäusern nach quantifizieren[17]. So werden im folgenden die in der einschlägigen Literatur genannten Anlässe aufgeführt:

- Eine spezielle chirurgische Behandlung, etwa eine orthopädische oder herzchirurgische, mittels Hightechmedizin ist nötig oder gewünscht, sie wird aber im Heimatland nicht angeboten ; gleiches gilt für die Transplantationsmedizin.

- Es existieren zu lange Wartezeiten auf eine Behandlung im eigenen Land, weil die Kapazitäten zu gering sind.

- Es kann es sein, dass man im Ausland bei der bildgebundenen Diagnostik schon vom konventionellen Röntgen und Ultraschall zur Computertomographie, Kernspintomographie bis zur Positron - Emissions-Tomographie gelangt ist, und eine entsprechende Diagnose erscheint notwendig und wird gewünscht.

- Es fehlt an gut ausgebildeten Personal und auch deshalb hat die inländische medizinische Versorgung einen schlechten Ruf.

- Neben diesen Anlässen kann ein Land auch deshalb Destinationsland von Medizintourismus werden, weil es z.b. über eine gesundheitsfördernde Infrastruktur verfügt: heiße Quellen stellen hierfür Beispiele dar oder das Rote Meer mit seinem stark salzhaltigen Wasser für die Therapie bestimmter Arten von Hautkrankheiten.

- Für die Krankenkassen der Patienten aus den Quellländern und für die Länder, die die Nachfrage von medizinischen Leistungen ihrer Bürger im Ausland „subventionieren" ist der Einkauf von Hightechmedizin im Ausland ggf. kostengünstiger als der Aufbau eigener Kapazitäten und somit ein weiteres Nachfrageargument.

---

[17] Über die Anzahl ausländischer Patienten in deutschen Kliniken gibt es dagegen Zahlen vom Statistischen Bundesamts. Illing, Kai, a.a.O., S. 14

Als Länder, aus denen offenbar am häufigsten aus unterschiedlichen Gründen medizinische Leistungen in Deutschland in Anspruch genommen wurden, werden Großbritannien, die skandinavischen Länder, die Benelux-Länder, Russland und arabische Länder genannt[18]. Länder aus dem Fernen Osten wurden – sofern sie nicht sowieso eine Behandlung in den USA vorziehen – wurden sicher durch hohe Transportkosten abgeschreckt. Wobei zum Kostenaspekt hinzukommt, dass ein weiter Transport für die Gesundheit des Patienten zu gefährlich sein mag; und deshalb eine Nachfrage nach medizinischer Behandlung im Ausland unterbleibt. Deutschland als Empfängerland von Medizintouristen hat offenbar u.a. von den Mankos der Gesundheitssysteme der es umgebenden Länder profitiert. Eine der ersten aus diesen Mängeln resultierende Kooperation war die sogenannte Patientenbrücke mit Norwegen; und Ähnliches gab es mit Dänemark, England und den Niederlanden.

Braun/Heuser fassen die potenziellen Patienten in folgende Anlässe zusammen:

    1. Patienten aus den Anrainerstaaten (Dänemark, Niederlande, Frankreich, Österreich), die Vorteile einer grenzüberschreitenden Versorgung Wahrnehmen möchten.

    2. Patienten aus Ländern mit Unterversorgung (Großbritannien).

    3. Patienten aus entfernteren Ländern, die dort nicht über geeignete Möglichkeiten der Maximalversorgung verfügen (V A E).

    4. Patienten, die als Gäste und Touristen Deutschland besuchen und zusätzlich eine medizinische Behandlung wünschen (Asien).

2.2.2 Nachfrage als Funktion von Qualität und Preis

Qualität und Preis sind ausschlaggebende objektive Faktoren bei einer Entscheidung über die Wahl des Destinationslandes. Ob eine Behandlung im Ausland in Erwägung gezogen wird, hängt nicht zuletzt davon ab, dass die gewünschte Behandlung in guter Qualität und preiswürdig angeboten wird.

---

[18] Vgl. MediXtra, Russische Medizintouristen: Flucht vor der medizinischen Misere [online], 23.07.2004 sowie Zweites Deutsches Fernsehen, All-Inclusive-Medizintourismus [online], 22.02.2003; Illing, Kai, a.a.O.

Hierzu, also zur Patientenmobilität - sind auch bereits mikroökonomische Modelle formuliert. Folgende Faktoren spielen in ihnen zusammen:

- die Menge der medizinischen Leistungen,
- die vom Patienten erwartete Effektivitätsunterschiede in der diagnostischen oder therapeutischen Behandlung zwischen Heimatland und Destinationsland
- die vom Patienten wahrgenommenen Preisunterschiede incl. „Reisekosten" (Transaktionskosten)
- der subjektive Gesundheitszustand
- ggf. das Einkommen

Das Gewicht der Qualität wird umso größer sein, je kranker der Patient ist und je höhere Nutzen für ihn aus einer erfolgreichen medizinischen Behandlung zu erwarten sind. Die Preiselastizität der Nachfrage wird in diesem Fall gering sein. Ob ein Patient eine qualitativ höher eingeschätzte Behandlung im Ausland, die unter Einbeziehung der "Reisekosten" einen höheren Preis als die einheimische hat, vorziehen wird, lässt sich nicht generell beantworten; das hängt von den Annahmen ab. Aber auch empirische Untersuchungen sagen hierzu Gegensätzliches aus.
Ein medizinisches Angebot auf der Basis einer guten Qualität zu attraktiven Preisen, das weniger wohlhabende Privatzahler oder auch Kassen dazu veranlassen könnte, Behandlungen im Ausland zu suchen, könnte ausländische Nachfrage ebenso anregen, wie medizinische Spitzenleistungen, die im Heimatland nicht angeboten werden. Gerade die letzteren, ermöglichen hohe Honorare zu erzielen und dies ist seit 1998 für Krankenhäuser von besonderem Interesse. Die Änderung der Bundespflegesatzverordnung zum 1.1.1998 macht es den Kliniken möglich, ausländische

Patienten zu behandeln, ohne dass die Einnahmen auf das Krankenhausbudget angerechnet werden müssen. Zuvor mussten die meisten Kliniken die Erlöse aus der Behandlung ausländischer Patienten ganz oder teilweise in die allgemeine Krankenhausfinanzierung reinvestieren.

Die wichtigsten Regelungen:
- Einführung eines Wahlrechts des Krankenhauses, ab dem Pflegejahr 1998 die Leistungen für

ausländische Patienten, die zur Behandlung in die Bundesrepublik einreisen, außerhalb oder innerhalb des Budgets abzurechnen.
- Ausgliederung der entsprechenden Kosten für die stationäre Versorgung, für wahlärztliche Leistungen und für Ein- und Zweibettzimmer aus dem Budget.
- Wegfall der Mehr- oder Mindererlöse aus der Behandlung ausländischer Patienten.[19]

2.2.3 Finanzierungsfragen

Grundsätzlich ist die Struktur einer möglichen ausländischen Behandlungsnachfrage in Deutschland vom versicherungsrechtlichen Status des Patienten bzw. dessen persönlicher Solvenz abhängig. Eine ökonomisch dazu befähigte Mittelschicht hat wachsendes Interesse an einer verfügbaren und medizinisch hochwertigen Gesundheitsversorgung; und wenn diese im Heimatland nicht gegeben ist, wird dieses Land zum Quellenland für Gesundheitstourismus mit Destinationsland Deutschland, wo ein entsprechendes Angebot mit Sicherheit vorhanden ist. Die traditionelle ausländische Selbstzahlerschicht kommt dort aus Kreisen traditioneller Oberschichten mit großem Reichtum. Sie können ohne finanzielle Einschränkungen aus dem weltweiten Angebot medizinischer Leistungen wählen; und für diese müssen deutsche Anbieter sich im Wettbewerb mit amerikanischen Qualitätsangeboten präsentieren.

Ein deutsches Krankenhaus, das selbst zahlende Patienten akquirieren möchte, muss sich in seinen Bemühungen anders darstellen als eines, das an Sozialversicherten mit Zusatzversicherung interessiert ist oder Patienten mit leistungswilliger Privatversicherung.

Zusammenfassend ist zum Argument der Finanzierung zu sagen: Ein Patient mag eine Behandlung im Ausland noch so wünschen, er wird sie nicht nachfragen können, wenn sie für ihn nicht finanzierbar ist. Grund kann sein, dass seine Krankenversicherung für das Ausland nicht gilt und er keine hinreichenden eigenen Mittel besitzt und auch keinen Geldgeber findet.

---

[19] Illing, Kai, a.a.O., S.36/37

Für ambulante Patienten aus der EU zum Zeitpunkt 1998 ist dies kein Problem mehr, „denn im April 1998 hatte ein Luxemburger Richter entschieden, dass der Grundsatz des reinen Waren – und Dienstleistungsverkehrs auch für medizinische Leistungen sowie für Heil- und Hilfsmittel gilt. Von daher dürfen sich gesetzlich Krankenversicherte auch ohne Genehmigung ihrer Krankenkasse in anderen Ländern behandeln lassen". Diese Entscheidung mag natürlich auch zu einem hier nicht zu diskutierenden Abwanderung ins „billige" europäische Ausland führen. Aus osteuropäischen und arabischen Ländern wird nur ein relativ kleiner Kreis von Patienten vorhanden sein, die für einen „Import" nach Deutschland in Frage kommen. In Westeuropa ist aus der genannten Entscheidung der Europäischen Gerichtshofs heraus und der zu erwartenden stärkeren Liberalisierung der Märkte das Potenzial für einen medizinischen Aufenthalt in deutschen Krankenhäusern mit Sicherheit größer. Kerres/Lohmann meinen dazu: „Es ist zu erwarten, dass der nationale Versicherungsschutz ausgedehnt wird, so dass Patienten auch die Angebote von Krankenhausunternehmen aus dem europäischen Ausland wahrnehmen können .Die steigende Mobilität der Menschen in der EU und der in Europa ansässigen Unternehmen forciert diese Tendenzen. Langfristig ist mit einer Angleichung der verschiedenen EU-Gesundheitsmärkte zu rechnen; in der Übergangzeit wir sich der Medizin-Tourismus,, der z.B. bei zahnärztlichen Behandlungen und in der Schönheitschirurgie schon begonnen hat weiter entfalten". Hier wird ein Argument gebracht, das später im Kapitel „Risiken" nochmals aufgenommen werden wird.

Grundsätzlich ist die Struktur einer möglichen ausländischen Behandlungsnachfrage in Deutschland also vom versicherungsrechtlichen Status der Patienten bzw. deren persönlicher Solvenz abhängig.

3. Patiententourismus als Chance für deutsche Krankenhäuser

3.1 Wirtschaftliche Ziele von Krankenhäusern

Was sind die Ziele für Krankenhäuser, die sie motivieren können, sich um ausländische Patienten zu bemühen? Genannt werden drei:

- Nutzung vorhandener Kapazitäten
- Steigerung des Umsatzes
- Verbesserung der Gewinnsituation

Diese Ziele sind nicht unabhängig voneinander und das soll kurz diskutiert werden.
Besteht das Ziel eines Krankenhauses in der Gewinnerzielung, so führt eine bessere Nutzung vorhandener Kapazitäten bei stückbezogener Kostendegression und konstanten Stückerlösen bis zur Kapazitätsgrenze zu höheren Gewinnen. –Bei konstanten Stückerlösen ist damit zugleich eine Umsatzsteigerung verbunden.
Heißt das Ziel „Kostendeckung", so führten eine höhere Auslastung unter gleichen Annahmen Die von einer eventuellen Kostenunterdeckung zur Kostendeckung.

Die explizite Verfolgung des Zieles „Steigerung des Umsatzes" führt über die Nutzung vorhandener Kapazitäten hinaus. Es wird z.B. angestrebt um eine Betriebsgröße zu erreichen, die sich im Wettbewerb behaupten kann; und sie nimmt ggf. eine Verdrängung von Wettbewerbern ganz oder in bestimmten Marksegmenten in Kauf. Um bestimmte Hochtechnologiemedizin anbieten zu können, ist diese Strategie wohl unumgänglich, es sei denn, es werden Kooperationen oder Allianzen eingegangen. Um „lebensfähig" zu sein, bedarf es einer bestimmten Betriebsgröße.
Die Akquisition ausländischer Patienten passt ceteris paribus in eine Strategie, die diese Ziele verfolgt. Sie ist, wie bereits in der Einleitung angeführt, eine neue Antwortvariante auf die notwendige Anpassung von Krankenhäusern auf zunehmende national und internationale Konkurrenz und den damit verbundenen Rationalisierungsdruck sowie die entstandenen Probleme durch (zeitweise) unterausgelastete Kapazitäten.

3.2 Allgemeine Anforderungen an das Leistungsangebot

Aus den Bedürfnissen, dem Bedarf und schließlich der Nachfrage der potentiellen Patienten aus dem Ausland ergeben sich die wesentlichen Erfordernisse für die Gestaltung des Angebotes der Krankenhäuser neben dem bzw. über das hinaus was für das Leistungsangebot an alle Patienten zu berücksichtigen ist.

Hinsichtlich der medizinischen Leistungen geht es wohl in erster Linie nicht um die Behandlung von „Normalerkrankungen", für die es in der Regel Routinebehandlungsmöglichkeiten im Heimatland des Patienten gibt, ausreichend und konkurrenzlos günstig. Patienten können im wesentlichen attrahiert werden für Behandlungen, die im Heimatland nicht in der gewünschten Qualität oder gar nicht angeboten werden, also High-Tech-Medizin wie Transplantationen, Mikrochirurgie und Ähnliches. Hier ist am ehesten ein hoher Preis und damit ggf. eine Gewinnerhöhung erzielbar. Aber das erfordert auch hohe Investitionen in die Gebäude – und die maschinelle bzw. gerätemäßige Ausstattung, so dass sich eine Gewinnerhöhung nicht in jedem Fall ergeben muss.

Konkurrenzfähigkeit kann ggf. dadurch erreicht werden, dass das Angebot zu Grenzkosten zuzüglich eines gewissen Aufschlages zur Deckung von Teilen der fixen Kosten kalkuliert wird; in den Fällen etwa, wo die Kapazitätsauslastung noch nicht erreicht ist und eine höhere Auslastung die fixen Stückkosten senkt; selbst in diesem Fall werden höhere Gewinne erzielt, ohne dass die Preise erhöht zu werden brauchen; denn die Preise für inländische Patienten werden doch wohl auf jeden Fall kostendeckend kalkuliert.

Im Falle eines nur kostendeckend zu kalkulierenden Angebotes wäre durch Attrahieren ausländischer Patienten ein kostendeckendes Angebot eher erreichbar.
Ob mit einem qualitativ und kostengünstigen Angebot ausländische Patienten geworben werden können, hängt auch davon ab, inwieweit die potentiellen Patienten die notwendigen Informationen darüber erhalten. Es gilt also ein Erfolg versprechendes Marketing zu organisieren. Hier ist in den letzten Jahren in Deutschland schon etwas bewegt worden. Ob es ausreicht, und

wie es ggf. besser zu machen wäre, kann der Autor nicht sicher beurteilen. Dass es aber Ansätze gibt, wurde erwähnt; und in der Praxis gab es bereits Versuche und Erfahrungen einzelner Krankenhäuser bevor sich die Marketingforschung des Problems annahm. Illing meint, es seien noch Investitionen in eine positive Abstrahlung des deutschen Gesundheitswesen nötig; einzelne Marketingaktivitäten könnten sie nicht ersetzen.

3.3 Spezielle Anforderungen an das Leistungsangebot

In dieser Arbeit geht es um Chancen und Risiken bestehender Krankenhäuser durch Patientenimport und nicht um die Frage der Konzeption neuer Einrichtungen. Die Planung eines neuen Krankenhauses bietet sicher eher Chancen zur Akquisition ausländischer Patienten als zum Beispiel die Lage verkehrsgünstig gewählt werden kann; doch prinzipiell sind die Voraussetzunge zur Chancennutzung gleich; auch eine bestehende Klinik hat sich Gedanken über die Verkehrsanbindung zu machen, sonst könnte ein medizinisch gutes Angebot ggf. keinen Erfolg haben.[20]

Was sind denn nun im Einzelnen die Bestimmungsfaktoren für ein erfolgreiches Anwerben ausländischer Patienten ? Dazu lassen sich zunächst durchaus noch etwas allgemeiner formulierte Aussagen formulieren, die dann eben jeweils vom einzelnen Krankenhaus individuell an seine Möglichkeiten adaptiert werden müssen, um am Gesundheitsmarkt weiter erfolgreich partizipieren zu können. In einer Marktwirtschaft ist der Kunde König. Deshalb muss ein Krankenhaus, das Patienten aus dem Ausland anziehen möchte, deren Wünsche und Nachfrage nach medizinischen Leistungen eruieren und dann prüfen, ob es dieser Nachfrage gerecht zu werden vermag und sie schließlich befriedigen, wenn es Erfolg haben möchte.

Werden, um es exemplarisch zu erklären, orthopädische Operationen nachgefragt, so ist zu klären, ob derartige Operationen in der gewünschten Qualität, Menge und Zeit mit den vorhandenen Kapazitäten angeboten werden können , oder ob ggf. eine Erweiterung geplant werden sollte und könnte. Chancen tun sich verständlicherweise eher auf, wenn das gedachte Krankenhaus bereits einen Namen auf dem Gebiet hat. Mit guten Referenzen über bisherige

---

[20] Vgl. Illing, Kai, a.a.O., S. 90

Erfolge ist es sicher einfacher, einen Markt für solche sensiblen Dienstleistungen im Ausland zu erschließen. Denn potentielle Patienten aus dem Ausland sind sicher noch misstrauischer gegenüber einem fremden und unbekannten medizinischen Angebot.

Als Beispiel aus der Praxis kann die Lukasklinik in Essen dienen. Es war bekannt, dass Patienten in England ungebührlich lange auf orthopädische Operationen warten mussten. Die Lukasklinik schaffte es, ein attraktives Angebot zu unterbreiten. Es wurde eine Reihe von Patienten angeworben und in Essen erfolgreich behandelt. Das kam dem Haushalt der Klinik sehr zu gute, Patientenimporte werden bekannterweise erleichtert durch ärztliche Koriphäen. Sie sind aber ebenfalls eine Funktion des Vorhandenseins von Spitzenmedizin. Um bei der Orthopädie zu bleiben: So sind die minimal invasiven Operationsverfahren in Deutschland generell, aber speziell in einigen Kliniken Weltspitze; und wenn das denn noch gut kommuniziert wird, ist der Erfolg beim Patientenimport in diesem Bereich geradezu programmiert.

Die beschriebene Erfolg versprechende Strategie ist vergleichbar der in anderen Zusammenhängen so genannten Suche nach Marktlücken bzw. Marktnischen.

Die Handlungsperspektiven eines Krankenhauses leiten sich sicher vor allem aus seinen Zielen individueller Geschäftspolitik ab, wie Unternehmenssicherung, Ausbau bzw. Erreichen der gewünschten Marktposition und der Erschließung neuer profitabler Geschäftsfelder und Märkte; nur muss, wie gerade beschrieben, auch die Seite der Mittel bzw. Möglichkeiten beachtet werden, um nicht zu scheitern.

Die einzelnen Krankenhäuser haben natürlich eine Reihe von Handlungsoptionen, um ihren Erfolg sicherzustellen:
- Diversifikation des Leistungsangebotes oder Konzentration auf das Kerngeschäft
- Erweiterung oder Verringerung der Kapazitäten
- Outsourcing oder Insourcing von Leistungen
- Kooperation mit anderen Krankenhäusern bis zur Fusion
- Standortverlegung
- usw.

In dieser Arbeit soll die Analyse auf „die Konzentration auf das Kerngeschäft" beschränkt werden; wobei nicht geleugnet werden soll, dass für viele Krankenhäuser auch im Fall des Patientenimports wohl eher eine Kooperation mit anderen angestrebt werden sollte; wenn beispielsweise die Mittel allein nicht aufzubringen wären. Nicht jedes Krankenhaus kann z.b. die immens teueren Geräte für Herzuntersuchungen und Herzoperationen vorrätig halten.

Unter bestimmten Bedingungen bietet die beschriebene Marktentwicklung, indem ausländische Märkte durch die auf sie erweiterte Nutzung von Kernkompetenzen gewonnen werden, durchaus die Möglichkeit, vorhandene Kapazitäten besser auszulasten und daraus Effizienzvorteile und ggf. eine Steigerung der Rentabilität zu gewinnen.

So braucht noch nicht einmal gecheckt zu werden, ob eine zwischen In – und Ausland differenzierende Preisgestaltung rechtlich möglich ist; allein die bessere Auslastung führt in der Regel zu einem besseren Ergebnis.

Auch für Krankenhäuser gibt es aber inzwischen, wie bereits vorn beschrieben, Möglichkeiten der Preisdifferenzierung bzw. der Ausgliederung von ausländischen Patienten aus dem Budget. Sofern höhere Preise am Markt durchsetzbar sind, bietet sich demnach auch für Krankenhäuser, die dem öffentlichen Finanzierungsrecht unterliegen, die Chance durch Behandlung ausländischer Patienten ihre Gewinnsituation stärker zu verbessern als nur durch Erzielung von Mehrerlösen durch zusätzliche Behandlungen. Eine andere Frage ist, ob man in jedem Fall solche rechtlich mögliche Preisdifferenzierung nutzen sollte. Illing empfiehlt: „Hohe Spezialisierung bei vernünftigen Kalkulationen und – schon aus europäischer Sicht einem Verzicht auf saftige Extrapreise – sind ebenso erforderlich, wie transparente Vermittlung von Behandlungsstandards und Preisen".

Für Krankenhäuser außerhalb des Versorgungsauftrages findet das Pflegesatzrecht sowieso keine Anwendung. Hier kann das Krankenhaus die Entgelte frei vereinbaren, allerdings innerhalb der Grenzen des allgemeinen Vertragsrechts (BGB) .

Was den Standort betrifft, so kann nicht generell gesagt werden, dass eine flughafennahe Lage Vorteile bietet. So wird beispielsweise für einen langwierige Therapie, für die auch noch ein bestimmtes Ambiente, etwa im Mittelgebirgslage oder „im Grünen" von Vorteil ist, ggf.

durchaus eine etwas umständlichere Anreise in Kauf genommen. Das Krankenhaus hat bei der Auswahl der anzubietenden Dienstleistung also auch seine Lage mit zu berücksichtigen. Lungenpatienten am Flughafen zu behandeln, verbietet sich wohl.

Bei der räumlichen und personellen Kapazität ist darauf zu achten, dass ein ausreichende Raum- bzw. Bettenkapazität vorhanden ist, um Patienten z.b. unterschiedlicher Religionszugehörigkeit getrennt unterzubringen. – Auch die Küche sollte die Kapazität haben, den unterschiedlichen Essbedürfnissen Rechnung tragen zu können.

Hier geht es also um den sog. „Wohlfühlaspekt". Die Leistungen sind so zu gestalten und zu präsentieren, dass sie den Bedürfnissen der Nachfrager entsprechen. Achtzugeben ist wie ausgeführt auf die kulturellen und insbesondere die religiösen Eigenarten der Patienten Das kostenintensivste Problem ist aber wohl die personelle Kapazität und zwar qualitativ und quantitativ. Es geht nicht nur um sprachliche Zusatzkenntnisse wie „Medical English", sondern auch um Fähigkeiten im Umgang mit Gastpatienten ,die ggf. eine andere Mentalität besitzen.

4. Risiken für Krankenhäuser aus dem Medizintourismus

Risiken für deutsche Krankenhäuser, die aus dem Medizintourismus resultieren, lassen sich wieder in Risiken aus der Nachfrage und Risiken aus dem Angebot gliedern.

4.1 Risiken aus der Nachfrage

Generell ist es möglich, dass die Nachfrage sich ändert oder ganz wegbricht. Dafür gibt es unterschiedliche Gründe:
- So ist es denkbar, dass im jeweiligen Quellland selbst entsprechende medizinische Angebote geschaffen werden
- Weiter kann es rechtliche Änderungen im Versicherungswesen geben, die die Möglichkeiten beschneiden, medizinische Leistungen im Ausland in Anspruch zu nehmen
- Ebenso sind politische Änderungen denkbar, wie sie etwa im Fall des Verhältnisses arabischer Raum/USA eingetreten sind.

Da sich derartige Veränderungen aber meistens nicht abrupt ergeben, können Krankenhäuser, die sich auf Nachfrage aus dem Ausland eingerichtet haben, darauf einstellen. Aber es kann auch Überraschungen geben, wie das folgende Beispiel zeigt: Doch was in der Öffentlichkeit als Massengeschäft und willkommene Geldquelle für das chronisch klamme deutsche Gesundheitssystem gilt, erlebt gerade einen tiefen Einbruch. Binnen eines Jahres sank die Zahl der offiziellen Patienten von 800 pro Tag auf gerade noch 80, berichtet Axel Ekkernkamp, der ärztliche Direktor des renommierten Unfallkrankenhauses Berlin-Marzahn[21].

Es gilt also neben den Entwicklungen in der Gesundheitspolitik im Inland auch die in den Quellenländern der Patienten im Auge zu behalten. Illing formuliert es in einem kleinen Abschnitt über erfolgreiche Marktteilnahme wie folgt: „Eine Voraussetzung dazu ist ein hoher Informationsgrad über die tatsächlichen gesundheitsökonomischen Situationen jenseits unserer Grenzen sowie über die dort vorherrschende sozialpolitische Gemengelage"[22].

Beispiele für die beschriebenen Arten des Nachfragewandels gibt es bereits. So wird z.B. in Ländern des Nahen Ostens versucht die eigene Krankenversorgung zu intensivieren und in der Zeit fallender Ölpreise wurde die großzügige Alimentierung der Inanspruchnahme von Gesundheitsleistungen im Ausland eingeschränkt.

4.2 Risiken aus dem Angebot

Gelegentlich entsteht bei der Lektüre einschlägiger Literatur der Eindruck, als würden die Chancen für deutsche Krankenhäuser aus der Behandlung ausländischer Patienten doch zu euphemistisch gesehen. Daraus kann ein Problem bestehen. Ggf. werden zu große Kapazitäten aufgebaut bzw. vorgehalten, was eventuell sogar zu Lasten für inländische Patienten führen könnte.

Es wurde beschrieben, dass ein Angebot, das Erfolg versprechen soll, höhere Kosten für die Ausstattung der Räume erforderte; das gleiche gilt für die Ausbildung des Pflegepersonals und ihre daraus folgende höhere Entlohnung. Diese Kosten könnten sich bei Rückgang der Nachfrage

---

[21] Krumrey, Henning, Malade Emire gesucht [online], 08.03.05
[22] Illing, Kai, a.a.O., S.43

teilweise zumindest als Fehlinvestition erweisen. Doch kann das auch anders gesehen werden, wie das folgende Zitat belegt: „Vor allem, von reichen Tourismuspatienten profitieren alle GKV-Patienten. Warum? Einfach, die Touristen zahlen ihre Rechnung und sind weg –Belastung sind sie keine. Die höheren Ansprüche dieser seitens Fortbildung, neue Techniken und Therapien, kommen auch normalen Kassenpatienten zugute, denn gut ausgebildete Ärzte und neue, gut gewartete Geräte sind von Nutzen für ALLE!".[23]

Es sollte also so geplant werden, dass eine Nachfrageausfall ausländischer Patienten ggf. durch zusätzliche inländische kompensiert werden könnte; es ist bekannt, dass die Änderung der Altersstruktur in Deutschland zu einem Strukturwandel bei den Patienten und den zu therapierenden Krankheiten führen wird. Das bietet vielleicht ein Möglichkeit einer flexiblen Planung. Offenbar wird das Problem aber gesehen. So lautet eine Empfehlung: „Um Ausfälle kompensieren zu können, empfiehlt sich, auf Patienten aus verschiedenen Ländern zu setzen".[24]

5. Schlussbemerkungen

Es ist zu vermuten, dass der Medizintourismus aus Deutschland einen größeren zahlenmäßigen und wohl auch wertmäßigen Umfang hat als der nach Deutschland. Die Gründe für Medizintourismus mit Deutschland als Quellenland liegen im wesentlichen in den preislich günstigen angeboten, etwa für Zahnarzttourismus mit Ungarn, und in den in den Destinationsländern besonders praktizierten Therapiesystemen. Chancen deutscher Kliniken liegen insbesondere bei den speziellen medizinischen Leistung der High-Tech-Medizin, wobei sie allerdings in starker Konkurrenz zu Krankenhäusern in anderen Industrieländern stehen. Ein Vorteil erwächst ihnen noch immer aus dem guten Ruf, den die deutsche Medizin allgemein hat. Die Mangelsituation der ärztlichen Versorgung in einigen Nachbarländern speist im Augenblick noch den Medizintourismus nach Deutschland ebenso, wie die immer noch unzureichende Versorgung mit Krankenhausleistungen mangels Kapazität im arabischen Raum. Diese starken Quellen der Nachfrage können jedoch mit dem seit Jahren zu beobachtenden stärkeren Ausbau der Gesundheitsversorgung im Nahen Osten und mit den sich anpassenden Systemen der Sozialen System in der EU wegbrechen.

---

[23] pressetext Nachrichtenagentur GmbH, Medizin-Touristen sollen leere Klinikbetten füllen [online], 09.10.2003
[24] Schnack, Dirk, Geschäft mit Auslandspatienten kann sich für Kliniken lohnen [online], 14.06.2004

Die Nachfrage aus dem Ausland hat aber wohl nur für einzelne Krankenhäuser stärkere Bedeutung, für die Mehrzahl ist der Umsatzanteil wohl sehr gering und kann durch inländische Patienten ersetzt werden.

Dass der Medizintourismus nach Deutschland so in den Fokus der Ärzte und Medizinfunktionäre sowie der Krankenhäuser geriet, ist sicher darauf zurückzuführen, dass die Abrechnungsbeschränkungen im Inland und die Möglichkeit durch Akquisition ausländischer Patienten die Gewinnsituation zu verbessern, einen starken Anreiz bieten. Zwar steht die Versorgung der Patienten durch Krankenhäuser weiterhin im Mittelpunkt ihres Auftrags; doch kann ihnen nicht versagt werden, sich bei ihrer Behandlung durch Politik und Gesetzgeber als normale

Wirtschaftsunternehmen, auch bei ihrer Zielsetzung vom Gewinnstreben leiten zu lassen, bei Beachtung der Restriktion „beste Versorgung" der sich ihnen anvertrauenden Patienten.

Literaturverzeichnis

a) Bücher:

1) Gorschlüter, Petra: Das Krankenhaus der Zukunft, Integriertes Qualitätsmanagement zur Verbesserung von Effektivität und Effizienz, 2. Auflage, Stuttgart: W. Kohlhammer, 2001

2) Illing, Kai: Patientenimport und Gesundheitstourismus. Internationales Marketing für Kliniken, Kurorte und Gesundheitsregionen, Berlin: TDC, November 2000

3) Kerres, Martin, Lohmann, Heinz: Der Gesundheitssektor: Chance zur Erneuerung, Vom regulierten Krankenhaus zum wettbewerbsfähigen Gesundheitszentrum, Wien: Ueberreuter, 2000

4) Selbmann, Hans-Konrad: Qualität als Wettbewerbsfaktor auf dem internationalen Gesundheitsmarkt, in: Braun, Günther E., (Hrsg.): Ausländische Patienten für deutsche Krankenhäuser gewinnen. Strategien, Maßnahmen, Erfahrungen, Neuwied: Luchterhand, 2004

b) Internet:

1) Gesundheitswirtschaft.Info: Deutsche Kliniken entdecken Patienten aus dem Ausland [online], 28.10.2004 [22.05.2005]. Verfügbar im Internet unter: http://www.gesundheitswirtschaft.info/content/view/152/76

2) MediXtra: Gesundheitsreform 2004 Deutschland - Patient Krankenhaus in Lebensgefahr [online], 08.04.2004 [22.05.2005]. Verfügbar im Internet unter: http://www.medizin.de/gesundheit/deutsch/375.htm

3) MediXtra: Russische Medizintouristen - Flucht vor der medizinischen Misere [online], 23.07.2004 [26.05.2005]. Verfügbar im Internet unter: http://www.medizin.de/gesundheit/deutsch/792.htm

4) Otto, Jeannette: Mamma mia… Das mamma-mia-Syndrom, Medizindolmetscher erklären Ärzten, was ausländische Patienten auf dem Herzen haben [online], 2002 [21.05.2005]. Verfügbar im Internet unter: http://www4.zeit.de/text/archiv/2002/47/C-Med-Dolmetscher

5) pressetext Nachrichtenagentur GmbH: Medizin-Touristen sollen leere Klinikbetten füllen [online], 09.10.2003 [04.06.2005]. Verfügbar im Internet unter: http://www.pressetext.de/pte.mc?pte=031009007

6) Krumrey, Henning: Malade Emire gesucht [online], 08.03.05 [02.06.2005]. Verfügbar im Internet unter: http://focus.msn.de/hps/fol/newsausgabe/newsausgabe.htm?id=12245

7) Schneider, Richard: Höchstens ein Prozent lobt auch mal unsere Arbeit – die Krankenhausdolmetscher von Hamburg-Eppendorf [online], 12.03.2002 [22.05.2005]. Verfügbar im Internet unter: http:www.uebersetzerportal.de/nachrichten/n-archiv/2002/2002-12/2002-12-03.html

8) Salzer, Juliane: Neue Niere made in Germany [online], 20. April 2005 [24.05.2005]. Verfügbar im Internet unter: http:www.spiegel.de/wirtschaft/0,1518,352239,00.html

9) Schnack, Dirk: Geschäft mit Auslandspatienten kann sich für Kliniken lohnen [online], 14.06.2004 [05.05.2005]. Verfügbar im Internet unter: http://www.aerztezeitung.de/docs/2004/06/14/108a0301.asp

10) taz: Tourismus im Krankenhaus - Arabische Patienten zieht es zunehmend nach Deutschland und nicht mehr in die USA [online], 24.4.2003 [26.05.2005]. Verfügbar im Internet unter: http://www.taz.de/pt/2003/04/a0089.nf/text

11) Zweites Deutsches Fernsehen: All-Inclusive-Medizintourismus [online], 22.02.2003 [30.05.2005]. Verfügbar im Internet unter: http://www.zdf.de/ZDFde/inhalt/20/0,1872,20344964,00.html